I0060802

T 61
109

ÉTUDES DE PHILOSOPHIE MÉDICALE

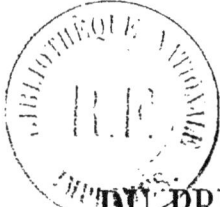

~~~~~~~~

I

~~~~~~~~

DU PRINCIPE DE LA VIE

DANS LE CORPS HUMAIN

PAR LE Dr PAUL GAUCHER

Maître de Conférences à la Faculté catholique de médecino.

Utinam philosophi medicinarentur,
et medici philosopharentur.
(Leibnitzius,)

Il serait à désirer de voir les
philosophes étudier la médecine, et
les médecins la philosophie.
(Leibnitz.)

PARIS

LIBRAIRIE HENRI ANIÉRÉ

A. BROUSSOIS

rue Dupuytren, 4

PRÈS L'ÉCOLE DE MÉDECINE

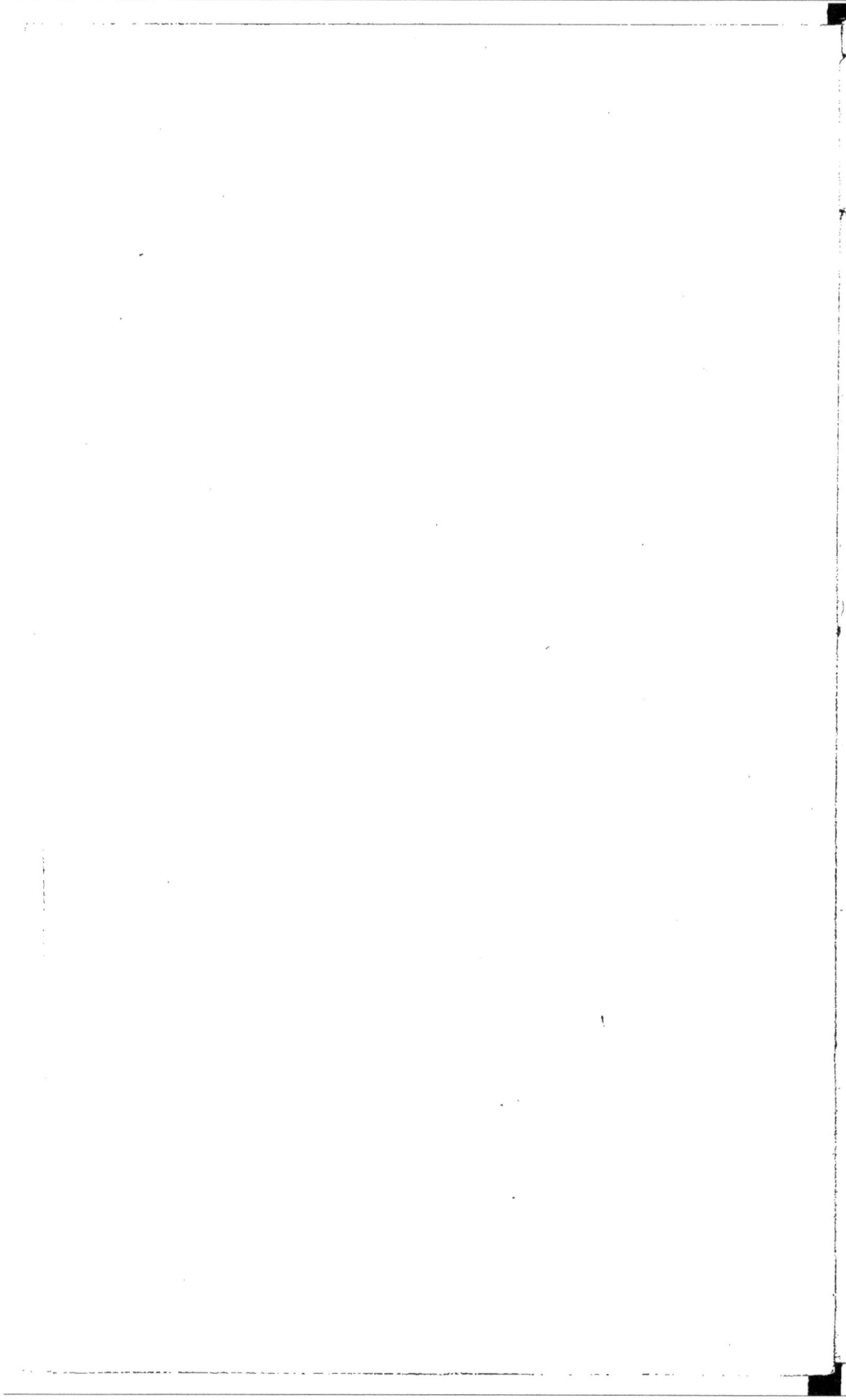

A MON PÈRE ET A MA MÈRE

A la mémoire de mon ancien professeur de philosophie,

l'illustre abbé **NOIROT**.

Je dois aux premiers la foi,
et au second la science.

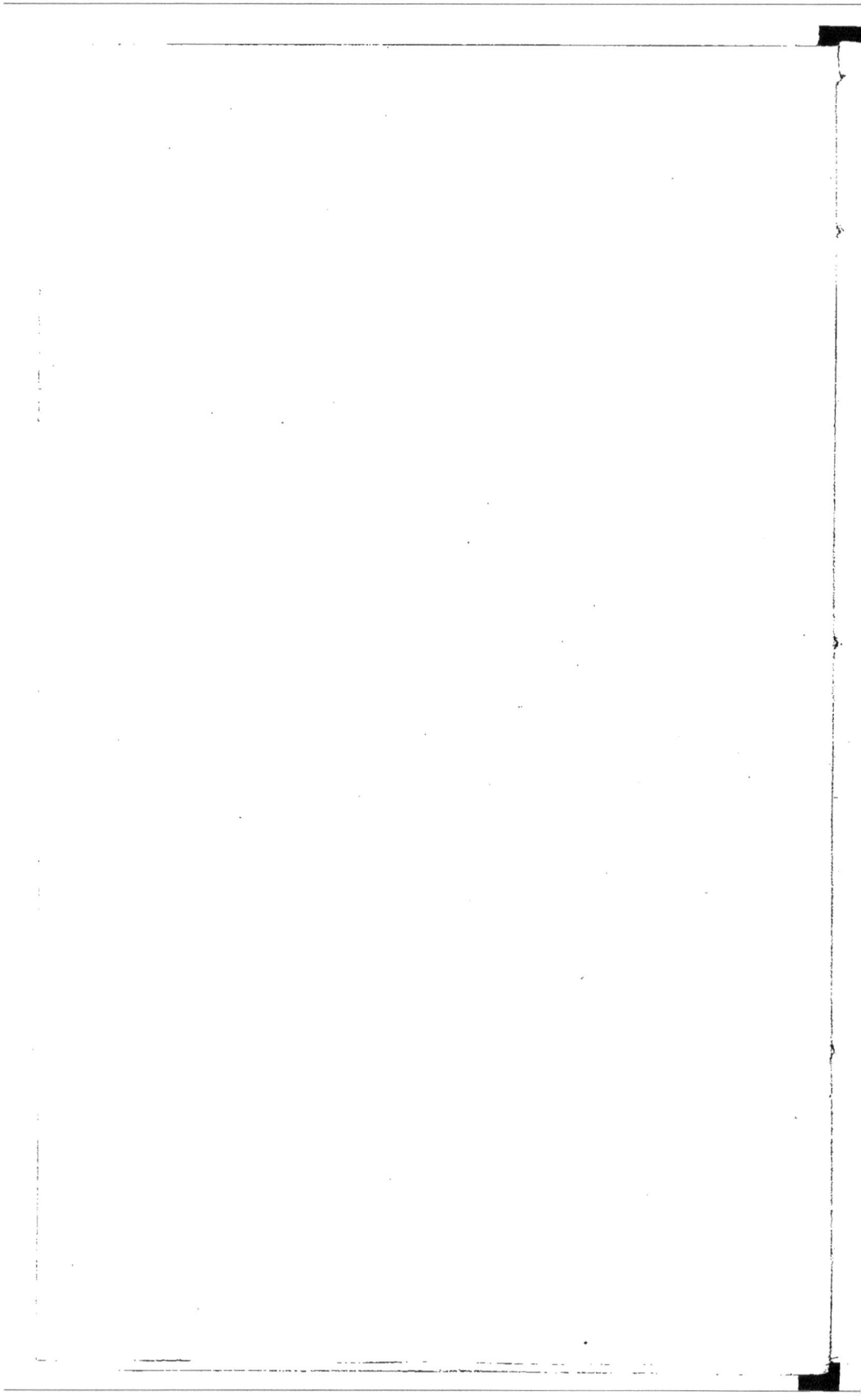

INTRODUCTION

Tous les hommes de bon sens, qui ont en outre le bonheur d'être des hommes sans préjugés, sans parti pris, sont aujourd'hui d'accord et reconnaissent de temps à autre, quand l'occasion se présente, que notre génération savante, si fière de ses découvertes merveilleuses et de son patrimoine immense de faits scientifiques, manque malheureusement d'idées générales saines et solidement établies pour coordonner et classer rigoureusement tous ces phénomènes. Le moyen âge abusait peut-être du syllogisme ; le XIXe siècle abuse certainement de l'expérience : de là, pour le premier, la connaissance incomplète de la nature physique et beaucoup d'erreurs sur ses lois ; de là, pour le second, la confusion dans les idées qu'il croit avoir du monde matériel, et l'ignorance, souvent plus profonde même que celle du moyen âge, au point de vue des lois supérieures qui gouvernent la matière et des différences fondamentales, essentielles, qui partagent les êtres visibles en catégories nettement et profondément séparées.

Voulez-vous des exemples ?

Combien y a-t-il de médecins, je le demande aux vétérans sincères de notre noble profession, qui sauraient répondre, par exemple, avec assurance, à la question si intéressante et si pratique tout à la fois qui fait l'objet de ce travail : Quel est le principe de la vie dans le corps humain ?

Et, dans l'ordre lui-même des faits de chaque jour, dans la manière dont les praticiens de notre temps traitent les maladies les plus fréquentes et les plus vulgaires, là encore, je le demande, n'est-ce pas un véritable chaos, une indécision

perpétuelle et une contradiction de tous les ins-
tants ? Pour l'un, je suppose, la goutte n'est
qu'une indisposition chimique, si j'ose m'exprimer
ainsi, qui résulte tout simplement de ce que les
goutteux ne dépensent pas tout ce qu'ils absor-
bent ; par suite, le praticien en question s'em-
pressera, dans l'espèce, de conseiller la diète rela-
tive, l'exercice à outrance, et tout sera dit. Pour
un autre, la fièvre intermittente est due à la
présence d'un miasme palustre au sein de l'économie dont les ressorts sont troublés par ce corps
étranger ; de là, il n'y aura qu'une chose à faire ,
ce sera d'éliminer le poison ingéré , et, dès que
l'organisme ne renfermera plus de poison, la santé
ipso facto sera définitivement rétablie.

Ils ne savent pas que le corps humain a
ses lois propres ; qu'il est, dans toute la force du
mot, un empire autonome, et qu'il ne devient
malade qu'en raison de la faiblesse et de l'imperfection premières et congénitales, tant du

principe vital que de l'organisme matériel auquel il donne la vie.

Placez deux hommes de même apparence extérieure dans les conditions d'un refroidissement considérable :

De ces deux hommes, l'un va prendre une fluxion de poitrine aiguë qui peut-être mettra fin à ses jours, et l'autre sortira indemne de l'expérience périlleuse où vous l'aurez placé. Pourquoi ? En vertu de ce que les médecins de tous les temps ont appelé *la prédisposition*, prédisposition, comme son nom l'indique, qui n'est qu'une *disposition préalable* et mauvaise du principe même de la vie et de l'organisme qu'il informe.

Cela est si vrai qu'il n'y a aucune maladie qui soit fatale, à proprement parler ; certains hommes par exemple, même à la suite d'un empoisonnement, même à la suite de l'absorption d'un venin ou d'un virus déterminé, n'en souffrent aucun mal. Pourquoi? Parce que le virus en question n'a nullement une action *fatale* sur l'économie dans laquelle il a pénétré; il faut, si je puis m'exprimer ainsi, que la vie, le principe vital et l'organisme qui en est inséparable cèdent, en quelque sorte, à l'acte léthifère pour en être affectés. De la même façon, dans un autre ordre d'idées, que le sage demeure serein et impassible en présence des injures et des insultes d'un ennemi, et que seul, inviolable dans le sanctuaire de ses déterminations, il ne lâche les rênes à sa colère qu'après avoir décidé que le moment en était arrivé; de même, les poisons ingérés dans l'organisme n'y déterminent *nécessairement* aucun trouble vital qu'après une sorte de consentement de cet organisme animé, qui parfois résiste victorieusement à l'agent toxique en vertu d'une prérogative particulière, mystérieuse, *l'idiosyncrasie.*

Ces vérités générales, je le répète, sont souvent

méconnues ou inconnues de nos jours, et c'est précisément pour rappeler une d'entre elles que j'offre ce travail au public.

Je me suis efforcé d'être aussi clair que possible et d'éviter les expressions techniques, afin de me rendre accessible à tous les lecteurs que pourraient intéresser ces belles questions.

Aussi bien, ce sera le rôle glorieux des Universités catholiques de rappeler les grandes doctrines de la tradition dans la sphère des sciences médicales comme dans les autres ordres de connaissances humaines : protégées par leur foi contre les défaillances de la raison, elles sont bien placées pour méditer sur les graves problèmes qui sont à la base et au sommet de l'édifice scientifique.

Pour moi, qui ai l'honneur d'appartenir à l'une de ces jeunes universités, après avoir eu le bonheur de servir, dans une mesure très modeste assurément, l'un de ceux qui ont le plus contribué à leur existence (1), je serais heureux et fier aujourd'hui, si je réussissais à éclairer quelque peu un point aussi difficile et aussi capital que celui du composé humain, ou du moins à vulgariser les idées définitivement et solidement acquises sur cette question.

(1) En 1875, me trouvant à Paris, lors de la discussion de la loi de l'enseignement supérieur, je procurai à Mgr Dupanloup de nombreux et importants documents.

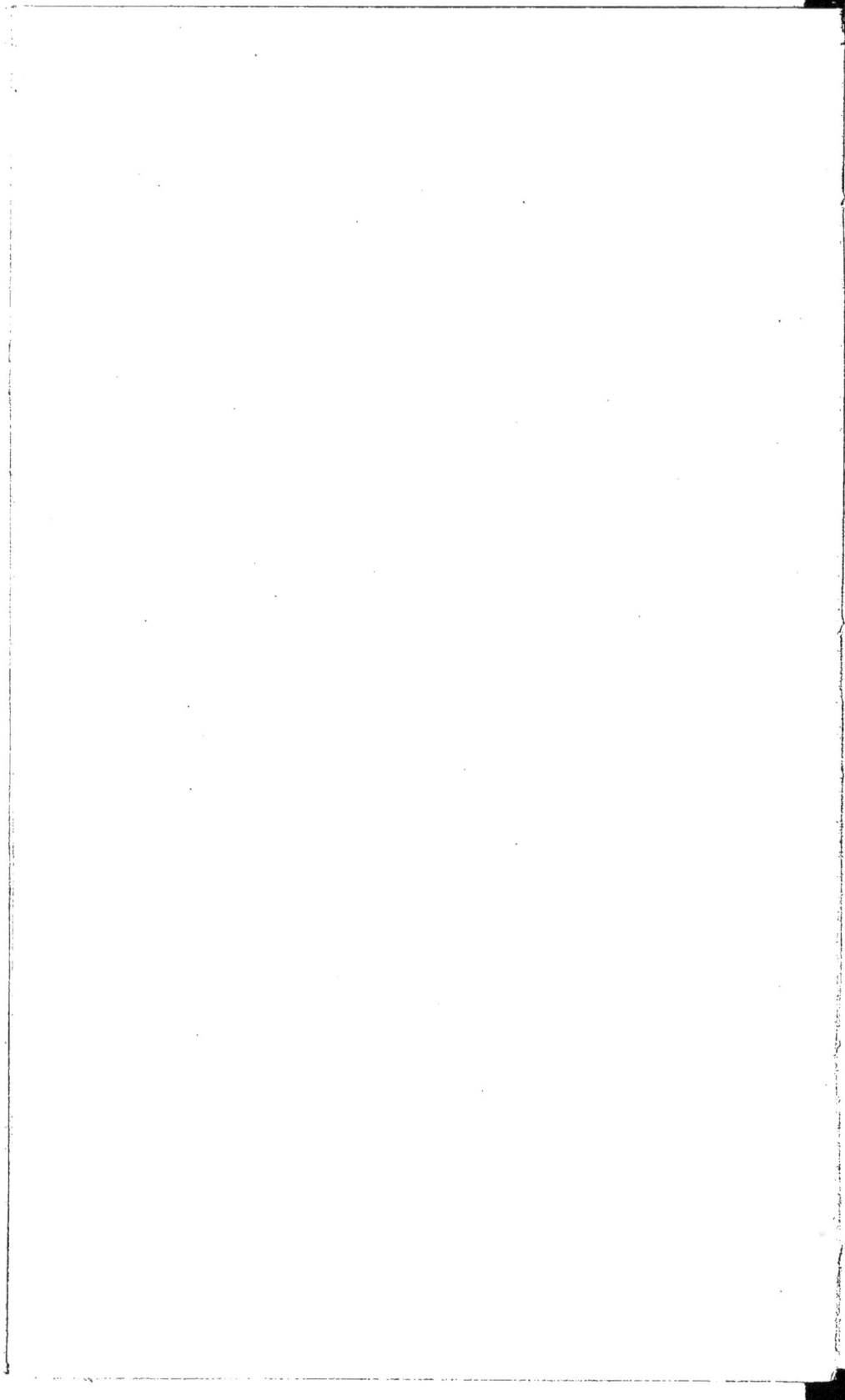

DU PRINCIPE DE LA VIE

DANS LE CORPS HUMAIN

I

Quels sont les divers principes dont la vie du corps humain
peut être le produit?

Il est indispensable, dans un tel sujet, de bien
définir les termes, et d'exposer clairement et
nettement le sens d'un pareil problème.

Par *la vie du corps humain*, nous entendons
l'ensemble des phénomènes de la respiration, de

la circulation, de la nutrition, de la génération, de l'innervation, etc., phénomènes que l'on ne constate que chez les êtres appelés *vivants*, comme l'homme, et qui manquent absolument dans tout le monde des êtres *non vivants*, tels que l'eau, le sable, les pierres, etc.

Ces phénomènes de la nutrition, de la respiration, etc., sont des réalités assurément, tout le monde peut les constater ; ces réalités, ces phénomènes ont donc une cause, car tout fait, tout phénomène a une cause. Eh bien, c'est la cause de ces faits, de ces phénomènes, leur cause efficiente, leur cause productrice, que j'appelle le principe de ces phénomènes, le principe par conséquent de l'ensemble de ces phénomènes, le principe de la vie dans le corps humain.

Quelle est cette cause, quel est ce principe ? Tel est l'objet que je me propose de rechercher, d'étudier et d'exposer dans ce travail.

Ce sujet a tenté les esprits les plus distingués de tous les siècles et les esprits les plus divers : physiologistes, médecins, philosophes, théologiens eux-mêmes, tous ont successivement appliqué leur intelligence à la recherche ardente de la vérité sur cette question.

Et ce n'était point d'ailleurs, comme on

pourrait le croire, pour satisfaire uniquement
une vaine curiosité; pas le moins du monde :
ces hommes, aux occupations si différentes,
avaient compris qu'il importait, et qu'il importait pratiquement même à leur science res-
pective, d'avoir sur ce point une solution nette
et catégorique.

Oui, le problème dont je vais m'occuper
touche, sans nul doute, aux questions les plus
diverses : la thérapeutique comme la physiologie
en relèvent, et il n'y a pas jusqu'à la théologie
qui n'y soit en réalité très intéressée.

L'esprit humain n'est satisfait dans la cul-
ture et surtout dans l'enseignement d'une partie
des sciences humaines que lorsqu'il est arrivé
à des notions sûres et complètes dans son dé-
partement scientifique; et, je le demande,
peut-on être satisfait de connaître le nombre
et la disposition merveilleuse des organes du
corps humain, tant qu'on ne peut pas répondre
avec une pleine assurance sur la question de
savoir si ce savant organisme n'est qu'une
simple et pure machine, tout à fait comparable,
quoique plus belle, à nos machines industrielles,
ou bien si, au contraire, une force suréminente
commande, gouverne et règne en souveraine

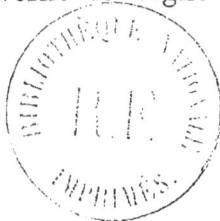

2

sur ces ressorts délicats et sur toute cette
organisation si riche et si variée ?

En vérité, je ne comprends pas le mépris si
étrange que professent pour ces questions certains
de nos hommes de science, alors que les intel-
ligences les plus élevées, les plus sûres et les plus
pratiques de notre siècle lui-même reconnaissent
qu'il serait puéril et absurde de s'en désin-
téresser. Le dernier de nos grands cliniciens,
l'illustre Trousseau, revient très souvent dans
ses ouvrages sur la nécessité pour le praticien
d'acquérir des idées générales saines, sur la
nécessité pour lui d'une doctrine médicale solide
qui empêche, dans la pratique même de chaque
jour, d'être ballotté au gré des opinions et des
hypothèses contradictoires qui apparaissent à
chaque instant.

Quel est donc le principe des phénomènes
vitaux dans le corps humain ?

Les savants, dans leur réponse, se partagent
très nettement en deux catégories bien tranchées :
d'une part, les *partisans de l'organicisme;*
de l'autre, *ceux du vitalisme.*

L'organicisme est la doctrine de ceux qui ne
voient dans le corps humain que des phénomènes
mécaniques, physiques et chimiques ; pour eux,

l'organisme est parfaitement assimilable à une machine d'une structure très complexe que les forces cosmiques ordinaires (pesanteur, cohésion, affinité, chaleur, électricité, lumière, etc.) mettraient en mouvement. Pour eux, le cœur n'est qu'une pompe ; les artères et les veines, des canaux alimentés par la pompe cardiaque ; la respiration, un phénomène de physique bien connu sous le nom d'osmose, consistant essentiellement en ce que les gaz de densité et de nature diverses ont une tendance à se mélanger et se mélangent entre eux, etc., etc. En un mot, pour eux, toutes les fibres du corps, cellules nerveuses, nerfs, tendons, muscles, ligaments, etc., tout cela ce sont des *organes* de la machine humaine, comme les rouages d'une horloge sont les *organes* de l'horloge, et, de même que l'horloge une fois montée continue d'elle-même son mouvement, de même la machine humaine, ayant reçu à l'origine des choses l'impulsion initiale, continue elle-même son mouvement qui, au lieu d'être un mouvement d'horlogerie, s'appelle chez nous respiration, circulation, etc.

C'est très simple, n'est-il pas vrai ? Il s'agira de savoir si c'est également exact.

D'ailleurs, comme on le voit, les mots *organe*,

organisation, reviennent souvent dans l'exposition du système de ces auteurs, et voilà pourquoi on a donné à leur système le nom *d'organicisme*.

Mais tous ne pensent pas de même. A côté des organiciens, il y a leurs adversaires qu'on peut englober tous à la fois sous la dénomination commune de vitalistes.

Donc, pour les vitalistes, qui ont l'honneur encore de nos jours de compter dans leurs rangs des hommes comme Claude Bernard et de Quatrefages, il est indispensable, pour comprendre les corps vivants, d'admettre chez eux la présence d'une force nouvelle, spéciale, essentiellement différente des forces cosmiques dont nous parlions tout à l'heure, force qu'ils conviennent d'appeler le principe vital. S'adressant aux organiciens, ils leur disent avec une irrésistible logique : « Vous prétendez avec raison, sans doute, que l'eau et le vin, par exemple, ont une nature différente, parce qu'ils se manifestent à vos sens sous des aspects, avec des propriétés différentes; eh bien, nous, nous raisonnons de même pour les faits vitaux et nous disons : les faits vitaux se présentent à nous sous des aspects et avec des caractères profondément différents des caractères et des aspects des phénomènes de la chaleur, de la lumière, de l'électricité, etc.; donc nous en concluons que ces phénomènes vitaux, la respiration, la nutrition, etc., sont d'une nature profondément différente des phénomènes de chaleur, de lumière, etc.; donc la cause des phénomènes vitaux est profondément différente de la lumière, de la chaleur, etc., et cette cause propre des faits vitaux, nous l'appelons *principe vital*.

Ainsi, pour les vitalistes, le principe vital, la force vitale est *ce je ne sais quoi*, comme dit M. de Quatrefages, qui produit les phénomènes de la vie; cette *idée directrice*, de Claude Bernard, qui d'un germe informe et microscopique forme peu à peu l'embryon, le fœtus, l'enfant et l'homme adulte.

C'est ce principe vital qui, chez l'homme en santé, présent dans la matière qu'il rend vivante, la régit, la gouverne, la dirige et la conduit à ses fins; c'est ce principe vital qui, dans l'homme malade, réagit contre la cause morbide, en triomphe souvent d'une manière éclatante dans les maladies aiguës, par exemple, et qui, au contraire, trop souvent, dans les maladies chroniques, ne réagit qu'obscurément, qu'imparfaitement, et finit enfin par être vaincu dans la lutte avec le mal qui l'a frappé!

Ainsi, tous ceux qui admettent dans les êtres vivants, dans le corps humain en particulier, l'existence d'un principe distinct des forces cosmiques ordinaires pour expliquer les faits vitaux, tous ceux-là, dis-je, s'appellent du nom commun de vitalistes, parce que tous ils disent que la *vie-principe* est une force spéciale, propre, *sui generis*.

Et qu'on veuille bien le remarquer en passant : on peut tout à la fois, sans inconséquence, se dire opposé au vitalisme et cependant admettre l'existence de l'âme et le spiritualisme. En effet, le spiritualisme est une doctrine particulière non plus sur la cause des faits vitaux proprement dits, mais sur la cause des faits moraux et intellectuels : on est spiritualiste quand on soutient que les actes de la volonté et de l'intelligence dérivent d'une force différente des forces matérielles, d'une force immatérielle que nous appelons l'*âme*. Et l'on peut très bien, à la rigueur, admettre tout à la fois l'existence de l'âme pour expliquer les faits moraux et intellectuels, et prétendre d'un autre côté que les faits vitaux proprement dits, dont nous avons parlé,

la respiration, la nutrition, etc., peuvent s'expliquer sans aucune intervention de l'âme, ou
de toute autre force distincte des forces cosmiques; car, incontestablement autres sont les
faits vitaux, autres les faits intellectuels. On
peut donc, je le répète, ranger les premiers
parmi les phénomènes physiques et chimiques,
tout en reconnaissant la différence essentielle
qui sépare les seconds, les faits intellectuels,
de tous les phénomènes de l'ordre purement
sensible. En un mot, la doctrine directement
contraire au spiritualisme, c'est le matérialisme,
qui nie l'existence de l'âme, et non pas l'organicisme, qui se contente de nier l'existence d'un
principe vital comme cause des faits vitaux.

Il était important de bien montrer ces choses
beaucoup trop souvent confondues; car il y a,
ou du moins il peut y avoir, des médecins
dévoués à l'organicisme qui rougiraient cependant d'être considérés comme des matérialistes :
ce sont deux doctrines, comme on le voit, bien
distinctes.

Cela dit, revenons à la grande classe des
vitalistes pour les subdiviser à leur tour. En
effet, parmi ceux qui reconnaissent que les
faits vitaux sont dus à l'action d'une cause

spéciale, d'un principe vital distinct des forces cosmiques, les uns, les vitalistes proprement dits, soutiennent que ce principe vital, qu'ils déclarent distinct des forces cosmiques, est en même temps distinct dans l'homme de l'âme raisonnable elle-même.

Ces théoriciens, frappés de ce fait que l'âme raisonnable agit avec conscience de ses actes quand elle opère par la réflexion et le raisonnement, se refusent à admettre que cette même âme puisse opérer d'autre part, dans un autre ordre de faits, d'une manière tout à fait inconsciente. Ils disent, en un mot, que l'âme humaine, si elle était vraiment la cause déterminante des faits vitaux, en aurait certainement conscience, et que, puisqu'elle les ignore parfaitement, il est faux de prétendre qu'elle en soit véritablement la cause. Aussi, admettent-ils et soutiennent-ils que la vie est une force à part; qu'il faut donc par suite admettre à la fois dans l'homme l'âme raisonnable au sommet de l'échelle, en bas les forces cosmiques, et au milieu, comme pour jouer le rôle de médiatrice, une force spéciale qui ne serait ni l'âme, ni les forces matérielles, la force vitale, le principe vital, comme ils l'appellent : de là leur nom de *vitalistes*.

A leur tête brille l'école de Montpellier à peu près tout entière et depuis longtemps. Si j'osais caractériser ces savants, je dirais volontiers qu'ils se font remarquer en général par la pusillanimité de leurs affirmations. Harcelés de part et d'autre, d'un côté par les organiciens, et de l'autre par les animistes plus logiques, ils sentent comme instinctivement la faiblesse de leur argumentation, et ils ne défendent leurs idées qu'avec une timidité tout à fait surprenante. C'est ainsi que Barthez, le chef de l'école vitaliste à Montpellier, dit quelque part : « Vous me demandez si la force vitale est un principe substantiel, réel, subsistant par lui-même; que m'importe? J'ai dit qu'il y avait une force vitale, parce que cette expression facilite beaucoup l'explication des phénomènes et des actes de la vie. »

Vous voyez que, pour un chef d'école, on pourrait assurément lui souhaiter un langage quelque peu plus catégorique, plus ferme et plus fier.

Enfin, à côté des vitalistes proprement dits que nous venons de faire connaître, il y a un troisième et dernier groupe, celui des *animistes*.

Les animistes, comme les vitalistes, déclarent résolument aux organiciens la guerre, en soutenant qu'il est absurde de vouloir expliquer les faits vitaux par les forces cosmiques seules; comme les vitalistes, ils affirment donc résolument la nécessité d'une force spéciale, la vie; mais, à l'inverse des vitalistes, ils disent : « Pourquoi multiplier les forces inutilement? Pourquoi se refuser à admettre que l'âme raisonnable soit en même temps la cause déterminante des phénomènes vitaux? Vous dites qu'elle n'a pas conscience de ces phénomènes : qu'importe? Il n'y a aucune contradiction à admettre qu'elle opère ses actes spirituels avec réflexion et ses actes vitaux d'une manière inconsciente, et il arrive même parfois que certains de ces phénomènes, qu'elle accomplit d'habitude sans aucune attention, il arrive, dis-je, qu'elle les produit en certaines circonstances et quand elle le veut, de la manière la plus attentive ; comme, par exemple, les mouvements respiratoires, le clignement des paupières, et une foule d'autres mouvements qui tantôt sont de purs actes réflexes, et tantôt sont exécutés par l'ordre formel et direct du libre arbitre (1).

(1) On appelle actes réflexes les mouvements physiologiques

En résumé, les animistes affirment que les phénomènes vitaux sont produits par l'âme;

Les vitalistes, par un principe vital autre que l'âme ;

Les organicistes, par les forces physiques et chimiques appliquées à l'organisation.

Nous aurions maintenant à entrer directement dans le débat que nous venons ainsi de déterminer; toutefois, il est bon, ce me semble, de montrer auparavant combien ces doctrines, que l'on serait tenté de considérer comme purement spéculatives, sont au contraire du plus haut et du plus grand intérêt pratique ; comment, en un mot, selon que l'on se range parmi les organiciens ou parmi les vitalistes, l'on est obligé d'agir différemment, dans la pratique même de chaque jour, au chevet même des malades qui réclament les secours de notre art.

qui se produisent par l'intermédiaire de la moelle épinière, sans le concours de la connaissance et de la volonté, comme la respiration, les contractions de l'intestin, etc.

II

Le médecin organicien et le médecin vitaliste ne peuvent traiter leurs malades de la même manière sans inconséquence.

Tout d'abord, qu'on veuille bien le remarquer, il faut de toute nécessité choisir entre ces deux systèmes contradictoires, il est absolument impossible de demeurer dans la neutralité ; car, si quelqu'un disait, je suppose, « le soleil existe, » et qu'un autre ajoutât « le soleil n'existe pas, » il est manifeste que l'un des deux aurait forcément raison et l'autre tort, comme il en arrive du reste toujours ainsi entre deux propositions absolument contradictoires. De même donc entre les organiciens et les vitalistes, il n'y a aucune place possible puisque les organiciens disent : « dans le corps humain, il n'y a que des forces physiques et chimiques, » et que les vitalistes (si nous comprenons sous cette désignation commune les vitalistes proprement dits et les animistes) disent de leur côté : « dans le corps humain, il y a autre chose que les forces physiques et chimiques, il y a un principe vital. »

Eh bien, il est facile de montrer que dans ces deux doctrines contradictoires, entre lesquelles on est forcé, absolument forcé de choisir, l'idée de la maladie et la manière thérapeutique sont absolument différentes.

Pour les organiciens, qui n'admettent dans le corps humain que des forces chimiques, physiques et mécaniques, la maladie résulte tout simplement d'une modification dans les phénomènes chimiques, physiques et mécaniques de l'organisme, modification qui amène forcément dans les organes des altérations de forme, de volume, de consistance, de couleur, etc.; vous vous brisez la jambe; pour eux, vous avez une maladie à la jambe ; de même si vous avez la fièvre, cela tient à un dérangement dans un point particulier de vos tissus ; vous avez de l'albumine dans vos urines, cela dépend d'une anomalie morbide dans la structure de vos reins, etc., etc., etc.

Pour les vitalistes, au contraire, toute maladie consiste, non pas en un trouble physique des organes, mais en un trouble, une *modification tant de l'énergie du principe vital, que de l'activité physiologique du corps tout entier qu'il anime,* modification qui influe consécutivement sur les organes et détermine des lésions en des points particuliers. Pour reprendre les exemples déjà choisis : pour les vitalistes, la fracture des os de la jambe n'est point une maladie, mais un accident, un simple accident ; la fièvre ne résulte pas nécessairement d'un dérangement dans la structure de certains organes, pas plus que l'albuminurie ne résulte nécessairement d'une modification dans la structure du rein, du moins l'albuminurie jointe aux autres symptômes composant ce que l'on appelle la maladie de Bright ; mais, au contraire, la fièvre, maladie générale, *totius substantiæ*, produit certaines altérations particulières, et l'albuminurie enfin n'est que l'expression locale, rénale, d'une affection générale également. La preuve, en particulier, de cette dernière affirmation, c'est que souvent, en cas d'albuminurie, il n'y a pas seulement des lésions rénales, mais qu'il y en a aussi, qu'il s'en montre aussi et *simultanément* dans une foule d'autres organes, le nerf optique en particulier.

Hippocrate, le père de la médecine, n'était-il

pas vitaliste, quand il disait : « Tout le corps participe aux mêmes affections; c'est une sympathie universelle? »

Pour les organiciens, la maladie primitivement est donc une lésion organique ; pour les vitalistes, c'est une lésion vitale.

On comprend de là aisément quelle différence les deux doctrines adverses présenteront en étiologie. Pour les organiciens, la cause des maladies sera toute cause extérieure ou intérieure capable de troubler un organe : un coup produira la maladie déjà citée, une fracture ; l'ingestion d'un virus *déterminera fatalement* une maladie virulente, la variole, la syphilis, etc.

Pour les vitalistes, au contraire, la cause de la maladie doit être cherchée dans les dispositions du principe vital et de l'organisme auquel il est uni.

Ce principe vital ne reçoit du monde extérieur que de simples provocations, auxquelles il peut d'ailleurs résister, si puissantes qu'elles soient : il peut résister au refroidissement, comme nous le disions plus haut; il peut résister aux poisons, aux virus eux-mêmes, comme il arrive pour certains hommes sur lesquels certains poisons demeurent inertes et impuissants. Mais il n'en est pas toujours ainsi : sous l'influence de ces agents extérieurs, le principe vital peut concevoir et conçoit des modalités, des manières d'être particulières, morbides, et ce sont ces manières d'être qui sont les maladies.

Pour les organiciens, l'unité de la maladie existe quand cette maladie provient *d'une lésion unique;* pour les vitalistes, au contraire, la maladie est une quand elle correspond à une affection spéciale et bien déterminée du principe vital et du corps tout entier dont il ne peut être séparé, affection que l'on est convenu d'appeler *un élément mor- bide,* la fièvre, la douleur, etc.

Enfin, étant données de telles prémisses, il est facile de montrer maintenant que la théra- peutique elle-même varie aussi dans les deux doctrines.

Pour les organiciens, nous l'avons déjà dit, il n'y a que des lésions d'organes ou de fonc- tions : pour eux, il faudra s'attacher avant tout à bien rechercher quels sont exactement ces organes malades, et porter alors dans cette direction unique tout l'effort de notre arsenal thérapeutique; le vitaliste, au contraire, pour lequel il n'y a pas de maladies locales, mais des maladies localisées, s'attachera surtout à surveiller l'état général dont les lésions ou les symptômes locaux ne sont que l'expression, sans oublier toutefois que parfois ces localisations symptomatiques nécessitent une intervention prompte et énergique.

Dans la fluxion de poitrine, par exemple, et ici c'est de l'histoire que nous faisons, à quels excès n'ont pas conduit les doctrines organiciennes? Il y a quarante ans, quiconque avait le malheur d'être atteint d'un engorgement inflammatoire du poumon, se voyait menacé de la diète à outrance et de la saignée à blanc. Et maintenant, grâce à Dieu, on est revenu tout au moins à une observation plus intelligente des faits cliniques, et l'expérience médicale seule a suffi pour exclure très souvent la saignée du traitement des pneumoniques, qui, par le fait même, guérissent plus fréquemment et plus promptement qu'autrefois.

Que dire encore du traitement organicien du croup? Nos mêmes praticiens qui, tout à l'heure, ne voyaient dans la pneumonie qu'une fluxion inflammatoire de la poitrine, ne voient également dans le croup qu'une inflammation particulière des premières voies aériennes : aussi s'empressent-ils de porter tous leurs efforts sur le larynx qu'ils surveillent avec une inquiétude fiévreuse, qu'ils cautérisent sans merci et sans compter, dès qu'il s'y montre la moindre pellicule blanche, tandis qu'à côté d'eux les élèves de l'illustre guérisseur du croup, de Bretonneau, sans négliger le traitement local, arrivent à des résultats mille fois plus satisfaisants en s'attachant surtout à la médication interne et en ayant soin seulement bien entendu de maintenir un passage suffisant au courant d'air respiratoire.

Nous savons bien d'ailleurs que les organiciens admettent, comme les vitalistes, des maladies générales : mais, là aussi, sous l'influence de leurs doctrines erronées, ces théoriciens aboutissent aux plus déplorables médications.

C'est ainsi qu'il y a moins de trente ans des saignées véritablement homicides étaient pratiquées dans la consomption tuberculeuse, sous prétexte de combattre l'irritation pulmonaire.

C'est ainsi que de nos jours encore on a osé, en Amérique notamment, amputer certains organes, prétendus foyers de l'hystérie, pour obtenir la guérison de la grande névrose féminine.

C'est ainsi enfin que certains organiciens n'ont pas craint d'ériger en système général la brutale médication des symptômes qui consiste à tirer du sang en cas de congestion, à tonifier en cas de faiblesse, à réchauffer pendant les frissons, à refroidir pendant la fièvre, à dégager le cerveau dans le délire et le ventre dans le ballonnement, etc., méthode très simple, très commode, et par suite, méthode particulièrement chère, soit dit entre parenthèses, à tous les ignorants en assez grand nombre qui font de la médecine, sans l'avoir étudiée.

Les vitalistes au contraire, remontant obstinément à la cause de tous ces symptômes, à la vie affectée et souffrante, s'efforcent avant tout de provoquer des actes curateurs généraux de la nature médicatrice, ne pratiquent aucune amputation, dans l'hystérie, aucune saignée dans la phthisie, et ne se résignent jamais à la médication des symptômes, dont nous venons de parler, qu'à défaut de moyens thérapeutiques plus efficaces et plus rationnels.

On le voit donc, à tous les points de vue, l'organicien et le vitaliste divergent; on voit donc, par suite, de plus en plus combien il est important de choisir entre les deux systèmes, et c'est ce à quoi nous allons maintenant nous appliquer.

Mais pour les catholiques, il ne saurait être superflu de savoir au préalable si l'Eglise infaillible et divine, à laquelle ils appartiennent, aurait prononcé quelque sentence sur le sujet qui nous occupe.

C'est en vain, en effet, qu'on voudrait séparer la science de la raison, et la science de la foi : comme on l'a dit, comme on ne saurait trop le redire, la raison et la foi sont deux filles du ciel qui ne peuvent que se soutenir l'une l'autre dans la marche vers la lumière et la vérité ! Ce qui est vrai dans le domaine de la foi ne saurait être faux dans celui de la science, de même que ce que la science a définitivement conquis peut servir parfois à la science théologique elle-même dont elle peut ainsi jusqu'à un certain point éclairer les mystérieuses obscurités.

Et voilà comment toutes les sciences se tiennent et s'enchaînent pour notre plus grand avantage. La géologie, par exemple, n'a-t-elle pas contribué pour une certaine part à confirmer dans leur doctrine les théologiens qui soutenaient déjà d'ailleurs, avec saint Augustin lui-même, que les fameux *jours* de la Genèse étaient de véritables et longues époques ?

De leur côté, les théologiens ne songent guère non plus à tracasser les naturalistes, et cependant il peut arriver parfois qu'une vérité théologique

définitivement établie vienne un jour ou l'autre
à l'aide des philosophes et des physiciens embar-
rassés, en leur apportant avec elle la vérité jusqu'alors inutilement poursuivie.

Et c'est là ce qui fait, soit dit en passant, la
supériorité des esprits synthétiques sur les intelli-
gences étroites, enfermées dans le cercle restreint
de leurs études d'analyse et de détails.

Nous demanderons donc à la théologie catholique ce qu'elle dit sur le principe de la vie dans
le corps humain.

Puis, cela fait, nous passerons au côté purement philosophique et scientifique de la question.

III

L'Eglise catholique dit-elle quelque chose sur le principe
de la vie?

L'Eglise a parlé sur le sujet qui nous occupe
et parlé de la façon la plus solennelle.

C'était au concile de Vienne, en 1311, réuni
par les ordres du pape Clément V. Certains
écrivains prétendaient, en ce moment, qu'il y
avait deux âmes dans l'homme, l'une, l'âme
raisonnable et immortelle, chargée de la vie
supérieure; l'autre, une âme de deuxième
majesté, qui serait chargée des fonctions infé-
rieures, des actes vitaux en particulier.

Cette doctrine erronée menaçait d'altérer entre
autres le dogme de la personnalité de Jésus-Christ,
et c'est pourquoi elle appela sur elle l'attention,
puis les foudres des Pères du concile chargés de
veiller à la pureté de la foi.

Le concile de Vienne, concile œcuménique, s'exprime ainsi :

« Nous réprouvons.... comme erronée et ennemie de la vérité de la foi catholique toute doctrine ou thèse affirmant témérairement ou exprimant le doute que la substance de l'âme raisonnable ou intellectuelle n'est pas vraiment et par elle-même *la forme du corps humain;* et nous définissons.... que désormais on doit regarder comme hérétique quiconque aura la présomption d'affirmer, de défendre ou de croire avec pertinacité que l'âme raisonnable ou intellectuelle n'est point la forme du corps humain par elle-même et essentiellement. »

Il résulte évidemment de là une chose, c'est que l'âme raisonnable est vraiment *la forme* du corps humain; mais, une difficulté subsiste, c'est de savoir d'une manière rigoureuse ce que le concile a entendu par cette expression : « l'âme est la forme du corps. »

Pour arriver à comprendre le sens exact et précis des paroles du concile, il faut manifestement remonter aux écrits et à l'enseignement de cette époque, qui seuls peuvent nous apprendre ce qu'on entendait alors par cette fameuse expression de *forme.*

Or, au moment du concile, et déjà depuis très longtemps, les théologiens, qui étaient alors les seuls lettrés, les seuls savants, et qui composaient ce qu'on appelait simplement *l'école*, se divisaient sur la question qui nous occupe en deux camps : d'une part, les thomistes, et de l'autre, les scotistes.

Les thomistes prétendaient que l'âme était « la forme du corps, » en ce sens que l'âme seule donnait au corps non seulement le mouvement, le sentiment et la vie, mais aussi toutes ses énergies physiques à l'exclusion de tout autre principe. Les molécules matérielles du corps devaient donc à l'âme, conjointement avec la matière première, leur existence même, leur réalité physique. Il en résultait qu'après la séparation du corps et de l'âme, à la mort, le cadavre n'était pas un être complètement identique au corps qui avait vécu, mais un être nouveau dont la réalité supposait de nouveaux principes qu'on appelait, en style d'école, et faute de mieux, les formes cadavériques.

Mais à côté des thomistes, il y avait les scotistes, qui s'exprimaient assez différemment : « l'âme est la forme du corps, » disaient-ils, « sans doute, mais en ce sens seulement que l'âme donne au corps le mouvement, le sentiment, les propriétés vitales, la vie, en un mot, et non dans ce sens qu'elle donnerait aussi aux molécules matérielles dont il se compose leur réalité physique. Les molécules matérielles ont en elles-mêmes, comme tous les corps inanimés de la nature, leur réalité propre et physique complète; mais c'est à l'âme qu'elles doivent les propriétés vitales dont elles jouissent en demeurant dans le corps humain. Si l'âme quitte le corps à la mort, le cadavre reste identique au corps précédent, persiste tout naturellement, puisque le cadavre n'est qu'un agrégat, sans vie il est vrai, des mêmes molécules matérielles.

Mais il faut remarquer aussi que si les scotistes et les thomistes divergeaient ainsi sur des points secondaires, ils étaient unanimement d'accord sur le fait capital, à savoir que c'était bien l'âme qui était le principe de la vie dans le corps humain, ce qu'ils exprimaient tous par cette formule : *l'âme est la forme du corps.*

Or, comme les scotistes et les thomistes étaient les seules écoles théologiques du temps et que le concile de Vienne s'est servi de leur expression, *l'âme est la forme du corps*, ne serait-il pas téméraire de soutenir qu'il a entendu cette formule dans un sens différent? En outre, depuis lors, le cinquième concile de Latran, et récemment celui de Cologne, ont confirmé cette doctrine, et le dernier s'est exprimé ainsi, en 1860 : « On ne peut douter que d'après la pensée des conciles l'âme raisonnable, créée par Dieu, ne soit le principe de toutes les opérations de notre vie et qu'elle ne soit vraiment, par elle-même et immédiatement, la forme du corps. Il faut donc éviter l'opinion de ceux qui, s'écartant de la saine doctrine, imaginent dans l'homme, outre l'âme raisonnable, un autre principe quelconque de vie corporelle... »

Enfin le pape Pie IX, dans un bref de 1860, à l'évêque de Breslau, écrit ceci : « La doctrine,
» qui n'admet dans l'homme qu'*un seul principe*
» *de vie*, à savoir l'âme raisonnable, qui donne
» au corps et le mouvement, et la vie tout entière,
» et la sensibilité, est très commune dans l'Eglise
» de Dieu, et qu'aux yeux de la plupart des
» docteurs, et des plus graves, elle est si étroi-
» tement liée au dogme catholique qu'elle en est
» l'interprétation seule véritable et légitime, et
» qu'on ne peut conséquemment la nier sans errer
» dans la foi. »

Je sais bien que le concile de Cologne n'est pas un concile œcuménique, et que Pie IX, dans son bref, ne parle peut-être point avec la plénitude de son autorité, *ex cathedrâ*, et que par suite quelques-uns ne se croiront pas gravement tenus de donner à ses paroles leur assentiment ; mais quoi qu'il en soit, des autorités aussi considérables ne peuvent être combattues sans une témérité excessive et sans une imprudence que nul chrétien ne peut se permettre.

Enfin, qui peut nier l'autorité absolue du concile de Vienne et contester la netteté de ses définitions? La doctrine catholique est donc ici parfaitement claire.

Examinons maintenant si la philosophie et la science nous conduisent aussi aux mêmes conclusions.

I V

S'il est un raisonnement admissible, c'est bien celui-ci, n'est-il pas vrai, dont nous parlions plus haut, et qui s'impose forcément aux chimistes, aux naturalistes comme aux philosophes et aux métaphysiciens :

Tout fait, tout phénomène suppose une cause;

Tout phénomène différent suppose une cause différente;

Tout phénomène essentiellement différent suppose une cause essentiellement différente.

Personne assurément ne saurait nous taxer, en raison de ces propositions évidentes et axiomatiques, d'un *ontologisme* nuageux et idéaliste. Tous les savants, tous les hommes raisonnent identiquement de même dans leurs affaires de chaque jour.

Par nos sens, nous n'atteignons point directement les substances.

La substance, comme l'indique son nom lui-même, est une chose entièrement cachée; seuls, les phénomènes (φαινω, ce qui apparaît) sont capables de nous la faire connaître. Nul d'entre nous n'a jamais vu ni Dieu, ni l'âme intelligente d'un homme, ni les fluides mystérieux qu'on nomme chaleur, électricité ou magnétisme; et le genre humain tout entier néanmoins est unanime pour déclarer et affirmer que la chaleur existe, que l'âme humaine existe, que la divinité existe, parce que le genre humain tout entier a ressenti les effets de la chaleur, a constaté les actes si beaux, si variés et si puissants de l'âme, et contemplé les œuvres de la toute-puissance créatrice.

Il s'agit tout simplement de savoir si les phénomènes que nous appelons vitaux, bien observés et soigneusement analysés, se présentent à nous avec des caractères essentiellement différents de ceux que l'on observe dans les êtres inanimés, privés de vie. Si nous leur découvrons ces caractères, nous dirons que la cause de ces phénomènes, le principe vital, est essentiellement différent des forces cosmiques, et par là nous aurons ainsi fait un grand pas dans la question qui nous occupe, à savoir quel est le principe de la vie dans le corps humain, corps vivant au premier chef.

Les êtres vivants les plus simples que nous connaissions, ce sont évidemment les plantes, les végétaux ; ces êtres vivent en effet, mais d'une vie bien moins belle, bien moins riche et variée que les animaux et l'homme. Tout ce que nous dirons de la vie des plantes, nous pourrons le redire de la vie des animaux, tandis que tout ce que nous dirions de la vie des animaux, nous ne pourrions point le redire de la vie des plantes.

Que trouvons-nous donc de propre, de spécial dans les phénomènes du monde végétal?

Chez les végétaux, nous trouvons une organisation toute spéciale dont la base est la cellule, et que l'on ne trouve à aucun degré chez les minéraux : les végétaux sont des composés de cellules microscopiques qui naissent, qui grandissent, qui meurent et disparaissent enfin « dans le tourbillon vital » pour être immédiatement remplacées par de nouvelles, destinées elles-mêmes aux mêmes phases évolutives.

Nous constatons chez les plantes une forme, une figure, une physionomie *sui generis*, propre,

essentiellement différente de la forme la plus
belle des corps minéraux. Qu'y a-t-il de commun, je le demande, entre un cèdre, une plante
quelconque d'une part, et de l'autre un cristal de
sel marin, par exemple, ou tel autre minéral que
l'on voudra?

Nous trouvons chez les plantes une durée li-
mitée, bornée; les plantes ont un âge, les minéraux n'en ont pas et persistent toujours.

Nous y trouvons la nutrition, la conservation
par l'intussusception, et de nouveau rien de sem-
blable chez les minéraux; la respiration, la génération, fonctions que l'on ne retrouve en aucune
façon dans le monde inorganisé.

Qu'y a-t-il de commun encore entre les
phénomènes chimiques, quels qu'ils soient, et
cette fonction savante de la nutrition, si je puis
m'exprimer ainsi, qui choisit dans les sucs de la
terre et les vapeurs du ciel les éléments spéciaux
qui lui conviennent, les envoie ensuite au moment
opportun, en quantités déterminées, aux organes
particuliers qui les appellent, et là les transforme
en cellules, en fibres, vaisseaux, membranes,
fluides, épithéliums, en un mot les métamorphose
dans les formes les plus variées, les plus délicates
et les plus inattendues.

Qu'y a-t-il de commun entre les phénomènes chimiques et cette fonction du développement et de la reproduction qui, sous l'influence de l'idée directrice, comme se complaît à l'appeler notre grand Claude Bernard, fait succéder à une cellule unique, à l'ovule, les formes, les organes et les fonctions successives qui amènent peu à peu la plante, par les transformations les plus surprenantes, à l'état de plante parfaite pourvue de racines, de tiges, de rameaux, de feuilles, de fleurs et de fruits?

Non, cela n'est point de la physique, cela n'est point de la chimie, cela n'est pas de la mécanique ; sans doute, la physique, la chimie et la mécanique n'y sont pas étrangères, mais, au lieu de dominer la scène, elles obéissent manifestement à une puissance supérieure, au principe vital, qui, comme le dit si bien Aristote, ressemble à un sage économe les dirigeant à la manière de serviteurs dociles et les faisant travailler activement à ses fins.

Il y a donc chez les plantes une force nouvelle à laquelle nous attribuons comme effets tous les faits vitaux de la plante : donc, et *à fortiori*, chez l'animal et chez l'homme dont la vie est plus variée encore, cette force existe-t-elle. Aussi, et jusqu'à nouvel ordre, nous disons que le principe de la vie dans le corps humain, c'est un principe vital absolument différent des forces cosmiques.

Et il est inutile de dire que nous sommes en cela d'accord avec les plus grands esprits de l'humanité, avec Platon, avec Aristote, avec les grands philosophes du moyen âge, Albert le Grand, Scot, Thomas d'Aquin ; enfin, que nous avons pour nous aussi les plus illustres mêmes des physiologistes et des médecins de notre temps.

Ecoutez Trousseau d'abord, Trousseau le grand clinicien, le grand observateur.

« Pour moi, dit-il, comme pour la plupart » des physiologistes et des médecins, les actes de » la vie organique, et à plus forte raison ceux » de la vie animale, sont soumis à des lois » qui (jusqu'à nouvel ordre) doivent être con- » sidérées *comme essentiellement différentes* de » celles qui régissent la matière inorganique.... »

« L'immixtion exagérée, continue-t-il, des » sciences physico-chimiques dans notre art a fait » tant de mal et peut égarer si malheureusement » les jeunes gens qui commencent à étudier la » médecine, que malgré moi je me surprends à » exagérer le danger et à vous éloigner de sciences

4

» auxquelles vous devez pourtant d'utiles ren-
» seignements. »

Après ce grand témoignage, si contraire,
comme vous le voyez, à l'organicisme moderne,
écoutez celui de M. de Quatrefages, plus catégorique encore :

« Les êtres organisés, dit-il, ont aussi leurs
» phénomènes propres radicalement distincts ou
» même opposés aux précédents (aux phéno-
» mènes des corps inorganiques). Tous peuvent-
» ils être rapportés à une ou à plusieurs causes
» identiques ? Je ne le pense pas. Voilà pour-
» quoi, avec une foule d'hommes éminents de
» tout temps et de tout pays, et je crois, avec la
» majorité des savants qui honorent le plus la
» science moderne, j'admets que les êtres or-
» ganisés doivent leurs caractères distinctifs à une
» cause spéciale, à une force propre, *à la vie*,
» qui s'associe chez eux aux forces inorganiques ;
» voilà pourquoi je regarde comme légitime de
» les appeler les êtres vivants. »

Toutefois, avant de faire un nouveau pas en
avant, il est urgent d'assurer solidement nos
conquêtes, et c'est à quoi nous allons procéder en
réduisant à néant les objections qu'on oppose à
la première thèse que nous venons d'établir.

On nous dit d'abord : Eh quoi ? Vous admettez dans la plante une force spéciale, un principe vital, à qui vous donnez la direction sage et prévoyante des faits vitaux si complexes et si nombreux ; mais alors vous faites de votre principe vital une cause intelligente puisqu'elle produit des effets si intelligibles ? En aucune façon.

C'est sans doute l'observation même de l'ordre et de la beauté qui règnent dans l'univers qui avaient conduit les panthéistes à soutenir que la Divinité se cachait sous les êtres de la nature comme sous autant d'émanations substantielles de son essence, et que c'était la Divinité, par conséquent, qui produisait avec conscience et intelligence l'ensemble des faits que nous observons dans le monde des corps.

C'était une grande erreur. Une cause inintelligente peut parfaitement produire des effets très intelligents si le Créateur l'a déterminée à produire ces effets non pas avec réflexion, mais fatalement, nécessairement, sans les comprendre. Tous les êtres sont des causes, puisque tous les êtres sont actifs ; tous les êtres concourent à un but intelligent, puisque l'ordre règne dans l'univers : mais tous les êtres ne connaissent pas l'ordre auquel ils concourent.

Nos machines industrielles qui produisent de si belles œuvres, sont des causes assurément, mais des causes aussi aveugles qu'actives, et qui opèrent en vertu de la puissance aveugle qui détermine fatalement leur activité.

De même, le nouveau-né qui ajuste si ingénieusement ses lèvres sur le sein maternel et fait mouvoir sa langue à la manière du piston de nos pompes pour en aspirer le liquide nourricier, le nouveau-né seul évidemment est la cause véritable du mouvement de ses lèvres et de sa langue : et cependant le nouveau-né ne connaît en aucune façon la sagesse de ces mouvements. Il agit ainsi parce que la nature, c'est-à-dire l'Auteur de la nature, a déterminé préalablement son activité à produire ces mouvements qu'il ne connaît même pas, à la manière d'un artiste éminent qui, avec les doigts inhabiles d'un enfant privé de l'ouïe, produiraient sur le clavier d'un orgue des harmonies que l'enfant n'entendrait même pas.

De même encore, pour multiplier les exemples, le caneton que l'on jette pour la première fois à l'eau se met immédiatement à nager, pendant qu'à côté de lui un poussin ne sait résister à un élément qui n'est pas le sien. Qui oserait affirmer que le canard est plus intelligent que le poussin? Mais tandis que le premier, en vertu de la nature qui lui est propre, se met spontanément, sans hésitation aucune, à mouvoir comme il convient ses pattes membraneuses, poussé irrésistiblement à en agir ainsi par les lois qui lui sont propres, le second, au contraire, qui n'obéit pas aux mêmes lois, n'est pas armé du même instinct et périt bientôt au milieu des eaux.

De même, le principe vital des plantes peut être déterminé par ses lois propres à opérer de telle ou telle manière sur les molécules matérielles auxquelles il est uni, sans qu'on soit contraint pour cela de lui attribuer la connaissance des résultats qu'il produit.

Il y a trois règnes dans la nature vivante : les plantes, les animaux et l'homme.

Les plantes, comme les minéraux, ne jouissent d'aucune sorte de liberté ni d'intelligence : tous leurs actes sont déterminés en vertu de lois fatales qu'elles ignorent et qui les gouvernent avec la même nécessité que le monde minéral lui-même.

Chez les animaux, on trouve déjà un commencement de connaissance et de spontanéité, et chez eux la force vitale se manifeste aussi sous des aspects plus nobles, sous des allures déjà plus indépendantes. L'animal se meut, l'animal éprouve des sensations; sa vie est plus parfaite et plus variée.

Enfin, nous verrons et nous établirons dans un instant que chez l'homme le principe vital n'est pas autre chose que l'âme immortelle elle-même dont la puissance est incomparablement supérieure aux forces qui règnent dans le monde végétal et dans celui des animaux.

Partout l'unité, la spontanéité, la finalité dans les êtres vivants; mais chez l'homme l'unité est plus parfaite, la variété plus admirable, la spontanéité plus éclatante, la finalité plus indéniable.

Mais revenons, après cette digression, à la réfutation de nos adversaires, auxquels nous venons de montrer qu'il n'est nullement nécessaire d'admettre que le principe vital des plantes soit un principe intelligent pour affirmer qu'il produit les résultats intelligents de la vie.

Ils nous opposent encore ceci : « Si vous admettez que l'être vivant est vraiment un, comment pouvez-vous expliquer le fait suivant. Voici un ver de terre : je le divise en deux, en quatre fragments; chacun de ces fragments continue à vivre pour sa propre part et devient bientôt un individu complet. Comment, nous vous le demandons, pouvez-vous faire concorder avec ce fait votre principe de l'unité? »

A cela, nous répondons très simplement qu'en sectionnant ce ver, nous avons fait une *génération artificielle*, voilà tout; nous répondons qu'il y a des êtres vivants qui se reproduisent ainsi par segmentation, et que nous avons imité artificiellement ce que la nature fait spontanément chez beaucoup d'animaux et de plantes.

Du reste, dans cet ordre inférieur, le principe vital est loin d'atteindre à la perfection qu'il atteint dans le règne humain où les faits de cette espèce sont complètement inconnus.

Mais on ajoute : « Vous savez qu'une queue de rat transplantée sous la peau d'un autre rat continue d'y vivre comme si elle était encore sur le premier organisme qui l'a fournie. En outre, après la mort, il n'y a plus d'âme apparemment dans le cadavre, et cependant les cheveux et les ongles poussent, les nerfs et les muscles conservent pendant quelque temps la propriété de se contracter sous l'influence des agents physiques et chimiques : comment expliquez-vous ces phénomènes-là ? »

C'est très simple. Si la vie n'est pas le résultat de l'organisation, l'organisation, au contraire, est bien le produit de la vie; c'est la vie, le principe vital qui forme les organes et détermine leur fonctionnement par un influx incessant. Rien n'empêche d'admettre d'autre part que le mouvement spécial communiqué aux organes par l'influx vital ne puisse s'y conserver pendant un certain temps, de même qu'une pierre lancée par un bras vigoureux conserve pendant quelque temps la vitesse première qu'elle ne perd que peu à peu.

Voilà comment les poils et les ongles continuent à pousser après la mort; voilà comment la queue de rat, placée dans certaines conditions, parvient elle-même à conserver le mouvement spécial qu'elle avait reçu du principe vital chez le premier rat dont on l'a retranchée. Et une preuve qu'il en est ainsi et qui prouve que les fonctions vitales ne se continuent point chez elle par un mouvement organique venu du corps du second rat, c'est qu'elle conservera toujours les caractères distinctifs de l'individu qui l'a fournie. C'est ainsi qu'une greffe quelconque, végétale ou animale, témoigne d'une manière indélébile de la source véritable à laquelle

elle doit la vie, et que le sujet sur lequel on la transplante ne joue là que le rôle d'une nourrice mercenaire par rapport à l'enfant d'une autre femme dont elle entretient l'existence, mais sans pouvoir altérer essentiellement les caractères vitaux et originels qu'il a reçus des auteurs de ses jours.

Du reste, à l'occasion de ces diverses objections qui ne sont point irréfutables, tant s'en faut, comme on vient de le voir, il est bon néanmoins de rappeler, d'une manière générale, un principe important : à savoir que des objections ne prouvent absolument rien contre une thèse solidement établie. On peut être embarrassé parfois, en raison de l'imperfection de nos connaissances, pour expliquer certains mystères physiologiques; mais ici, comme ailleurs, quand la certitude est établie, on a le droit de s'y tenir et d'y demeurer solidement, en dépit de toutes les difficultés. Ici, comme ailleurs, il suffit de tenir les deux bouts de la chaîne pour affirmer résolument qu'elle existe.

Nous sommes donc arrivés à cette première conclusion, qu'il y a chez les plantes, chez l'animal et chez l'homme un principe propre, spécial, de la vie, le principe vital.

Et maintenant, une dernière question se présente à nos investigations, celle de savoir si, dans l'homme, dans le corps humain, ce principe vital est réellement et substantiellement distinct de l'âme intelligente et immortelle.

Pour trancher cette dernière question, nous allons encore emprunter à l'école expérimentale l'un de ses plus solides et de ses plus féconds axiomes, et nous dirons : il ne faut pas multiplier les forces sans nécessité ; il ne faut pas affirmer deux forces, quand une seule suffit pour expliquer tous les phénomènes.

Or, y a-t-il vraiment des raisons qui nous forcent à croire que l'âme raisonnable et intelligente ne soit pas en même temps, par l'une de ses énergies, la cause véritable des faits vitaux ? Il n'y en a aucune.

En dissertant sur la nature des plantes, nous avons vu qu'une force inintelligente peut être parfaitement déterminée par ses lois propres à produire des effets intelligents : toutes les forces de la nature sont des forces aveugles, et cependant la nature matérielle elle-même reflète dans toutes ses parties l'ordre et la beauté. Donc, rien n'empêche d'admettre qu'une force quelconque, intelligente ou non, soit ainsi déterminée à produire des effets très intelligents qu'elle ne connaît cependant pas, et rien n'empêche d'admettre que l'âme humaine, raisonnable et consciente dans les manifestations de ses énergies supérieures, n'agisse d'une manière inconsciente quoique très efficace, dans les opérations de son énergie vitale.

Car, même dans son domaine incontesté, dans cette sphère supérieure des idées et des sentiments, l'âme n'agit-elle pas sans cesse sans connaître comment elle agit? Est-ce que nous savons naturellement et sans études *pourquoi* nous aimons et *comment* nous pensons? Seuls les philosophes parviennent à écarter quelque peu les voiles de ces mystères psychologiques. On ne peut donc en aucune façon arguer de l'ignorance où nous sommes des faits vitaux pour nier la puissance vitale de l'âme.

D'ailleurs, parmi ces faits vitaux, l'âme connaît tous ceux qu'il lui importait de connaître : nous parlons et nous marchons volontairement, tout comme nous pensons et nous aimons librement; et, de même que nous ignorons le *comment* de la pensée et le *pourquoi* de l'affection, de même nous ignorons aussi le mécanisme de la marche et l'enchaînement physiologique des phénomènes de la parole : la similitude est complète.

V

Conclusion.

C'est donc l'âme de l'homme, l'âme raisonnable et immortelle, qui opère dans l'homme et le penser, et le vouloir, et le sentir, et le vivre; et par là l'unité parfaite règne dans l'être humain.

L'âme ne donne point aux molécules matérielles toute leur réalité physique, par exemple le poids et l'étendue; mais les molécules matérielles, à peine entrées dans l'organisme humain, se trouvent gouvernées, pénétrées, vivifiées par une force nouvelle, la force vitale de l'âme, qui les imprègne d'un influx aussi mystérieux que réel, les dirige vers un but nouveau et magnifique, la conservation de l'individu ou de l'espèce, et fait de molécules inanimées et inertes qu'elles étaient des molécules vivantes, douées de propriétés nouvelles, les propriétés vitales.

C'est donc enfin l'énergie vitale de l'âme qui est atteinte dans les diverses maladies, conjointement, bien entendu, avec le corps tout entier qu'elle anime, et qui tantôt réagit avec puissance contre le mal dont elle finit par triompher, et tantôt, au contraire, a besoin d'être secondée, dirigée et fortifiée dans cette lutte par nos agents thérapeutiques.

Sans doute, l'âme ne connaît presque jamais les résultats qu'elle produit ainsi; mais on n'a pas remarqué suffisamment combien il importait que tout se passât de la sorte.

En effet, comment ne voit-on pas que, si l'âme eût dû connaître les faits vitaux et les exécuter avec conscience et liberté, comment ne voit-on pas que son activité tout entière eût été ainsi employée au service d'un travail grossier, après tout, en comparaison de celui qui doit constituer sa vie et ses occupations propres et principales?

Il ne pouvait en être ainsi. L'âme ne s'occupe de son corps que dans des circonstances exceptionnelles, quand elle y est provoquée, soit, par exemple, par une vive douleur qui vient à propos l'avertir qu'un danger menace l'une ou l'autre partie de son organisme, ou bien par un plaisir, une délectation providentielle, le plaisir du sommeil, le désir des aliments, etc., qui l'invitent et la pressent de songer du moins quelque peu aux besoins du corps, son serviteur.

Mais d'ordinaire, le sang circule dans les artères, le cœur se contracte, l'estomac digère, le cerveau fonctionne, la respiration s'accomplit, tout l'organisme se meut sans que nous ayons besoin d'y apporter le moindre contrôle, sans même que nous ayons conscience de l'existence et de la proximité si étroite de ces innombrables mouvements.

Et pendant ce temps, l'âme, créée pour la recherche et la contemplation de la vérité et de la beauté, vaque tout à son aise à ces sublimes opérations : elle médite sur les mouvements des astres; elle analyse avec patience les merveilleux tissus des plantes; elle décrit les instincts surprenants des animaux, elle étudie ce corps, son propre corps, tout plein de secrets et d'harmonies; elle s'étudie elle-même et reconnaît avec fierté dans les profondeurs de sa substance l'image impérissable de son Auteur; elle entrevoit ainsi, dans cette image vivante, les perfections incompréhensibles de l'Etre divin, tressaille de bonheur et d'amour au contact intellectuel de la beauté infinie et jette, à chaque découverte, le cri ému

de son enthousiasme : « Seigneur, Seigneur, que
votre nom est admirable par toute la terre!
*Domine, Dominus noster, quàm admirabile est
nomen tuum in universâ terrâ !*

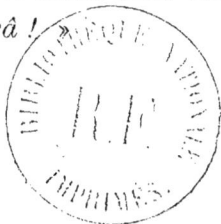

Lille, le 1er mai 1881.

TABLE

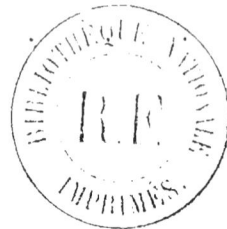

———

— Lille. Typ. J. Lefort. 1881. —

BIBLIOTHEQUE NATIONALE DE FRANCE

3 7531 01151780 3

www.ingramcontent.com/pod-product-compliance
Lightning Source LLC
Chambersburg PA
CBHW070810210326
41520CB00011B/1897